TRAITEMENT

DE

QUELQUES MALADIES DES YEUX

PAR

LA CAUTÉRISATION IGNÉE

PAR

Paul LETELLIER

Docteur en médecine de la Faculté de Paris,
Ancien externe des hôpitaux de Paris,
Médecin stagiaire au Val-de-Grâce.

PARIS

A. PARENT, IMPRIMEUR DE LA FACULTÉ DE MÉDECINE

A. DAVY, successeur

52, RUE MADAME ET RUE MONSIEUR-LE-PRINCE, 14

1884

TRAITEMENT

DE

QUELQUES MALADIES DES YEUX

PAR

LA CAUTÉRISATION IGNÉE

PAR

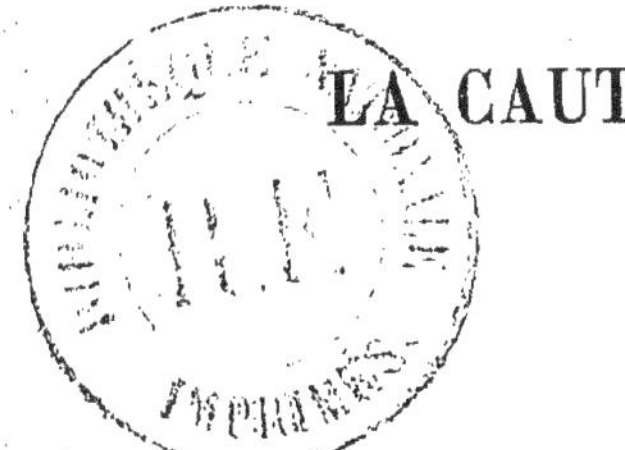

Paul LETELLIER

Docteur en médecine de la Faculté de Paris,
Ancien externe des hôpitaux de Paris,
Médecin stagiaire au Val-de-Grâce.

PARIS

A. PARENT, IMPRIMEUR DE LA FACULTÉ DE MÉDECINE

A. DAVY, successeur

52, RUE MADAME ET RUE MONSIEUR-LE-PRINCE, 14

——

1884

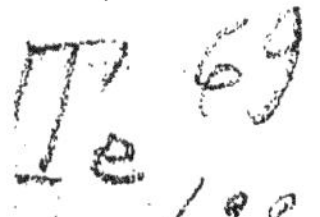

A MON PÈRE

A MA MÈRE

A MA SŒUR

A MES PARENTS

A MES AMIS

TRAITEMENT

DE QUELQUES MALADIES DES YEUX

PAR LA CAUTÉRISATION IGNÉE

INTRODUCTION.

Depuis plusieurs années, la cautérisation ignée
est partout en usage dans la thérapeutique oculaire.
Les ulcères de la cornée ont été une des premières
affections de l'œil contre lesquelles ce nouveau
traitement fut dirigé. Puis, comme il arrive ordinairement en pareille matière, on n'en resta pas
là: on vit bientôt tout le parti qu'on pouvait tirer
de cette méthode thérapeutique et on l'étendit à
un grand nombre d'autres affections des yeux, aux
abcès de la cornée, au staphylôme pellucide et
opaque de la cornée, aux kératites phlycténulaires,
aux hernies de l'iris, aux granulations de la conjonctive, aux ptérygions, aux chalazions, et autres
tumeurs des paupières, l'entropion, l'ectropion et
les fistules lacrymales.

Nous n'entreprendrons pas de décrire le traitement de toutes les affections oculaires ci-dessus énumérées ; nous apporterons seulement pour quelques-unes d'entre elles notre contingent d'observations nouvelles, nous souvenant en ceci de l'invitation qu'adresse M. Martinache à tous les praticiens : d'entrer courageusement dans la carrière pour apporter leurs matériaux.

Mais, dès maintenant, nous devons attirer l'attention sur notre dernier chapitre, consacré à un traitement nouveau du décollement de la rétine.

Qu'il nous soit permis d'adresser, avant tout, l'expression de notre reconnaissance à nos maîtres dans les hôpitaux, MM. les Docteurs Bouchard, E. Labbé, Delens et Delorme, pour la sympathie qu'ils nous ont toujours témoignée et les conseils qu'ils n'ont cessé de nous prodiguer.

Que M. le Dr Fieuzal, à qui nous devons l'idée de cette thèse, et dont nous avons suivi la clinique en qualité d'externe, veuille bien recevoir ici nos plus sincères remerciements pour la bienveillance avec laquelle il a guidé nos premiers pas dans l'étude de la pathologie oculaire.

Et que M. le professeur Guyon, qui a daigné accepter la présidence de cette thèse, soit assuré de **notre vive reconnaissance.**

APERÇU HISTORIQUE.

L'expression de cautérisation ignée fut créée en 1877, par M. Gayet, de Lyon, qui se croyait alors l'inventeur de cette méthode thérapeutique, méthode exposée par lui à la Société de chirurgie de Paris, dans sa séance du 24 janvier 1877, et résumée tout entière en cette même année 1877 dans la thèse de son élève Passerat qui déclarait avoir recherché si aucun praticien n'avait déjà employé le fer rouge pour tenter la guérison de quelque affection oculaire. Il certifia n'en avoir découvert aucun; mais, au même instant, un médecin de San-Francisco, G. Martinache, éleva la voix pour réclamer la priorité et, prenant pour organe les *Annales d'oculistique*, il y exposa ses preuves à l'appui en rapportant plusieurs observations dont quelques-unes avaient été déjà publiées en 1873 dans le « Western Lancet », au mois d'octobre, et présentées à la même époque devant la Société médicale de San-Francisco. Le « Medical and Surgical Journal » les avait aussi reproduites dans son numéro de novembre 1873.

Devant ces témoignages irrécusables, M. Gayet s'inclina de bonne grâce, alléguant très justement qu'en faisant des recherches, en 1875, sur l'application de la cautérisation ignée à la cornée, il n'avait pas connaissance des observations de Martinache, n'ayant pas lu dans le « Jahresbericht » le petit article de six lignes qui lui est consacré.

Mais il faut être juste et reconnaître que M. Gayet a eu le mérite d'attirer le premier l'attention en France sur une aussi belle méthode thérapeutique et que, grâce à lui, la lumière sur ce sujet s'est faite un peu plus tôt.

Bientôt, les travaux se multiplièrent. M. Coursserant publia des observations dans la *France médicale* en 1878.

M. Legroux, chef de clinique de M. Gillet de Grandmont, publia, en février 1879, un travail sur le traitement de la phlyctène kératique et conjonctivale dans les *Annales d'oculistique*.

Depuis lors, il n'y eut pas de Congrès ophthalmologique dans lequel au moins un membre ne parlât de cette méthode et n'apportât plusieurs observations en sa faveur.

Le Congrès d'Amsterdam eut M. Gayet qui préconisa ce traitement contre le kératocone pellucide.

La session d'Heidelberg, en 1879, eut M. Sattler.

Le congrès de Milan, en 1880, eut M. G. Martin, de Bordeaux, qui essaya de tracer les règles de l'emploi du fer rouge pour la cornée.

Ajoutons, en terminant ce rapide historique, les observations de M. Cadel, et les leçons cliniques de M. Abadie (1881), dont nous aurons occasion de parler plus loin.

ULCÈRES DE LA CORNÉE.

C'est, comme nous l'avons dit plus haut, la première affection de la cornée à laquelle on a appliqué la cautérisation ignée.

Mais il y a lieu de distinguer plusieurs variétés d'ulcères de la cornée, trois principalement, à savoir :

1° Les ulcères simples, asthéniques ou atoniques ;

2° Les ulcères serpigineux avec hypopion ;

3° Et l'ulcus rodens.

Quelques médecins ont employé le fer rouge contre toutes ces variétés d'ulcères; d'autres, et des plus autorisés, ont restreint cette méthode thérapeutique à quelques espèces d'ulcères seulement. Dans le cours de l'exposition que nous allons faire, nous aurons à discuter l'opportunité de ce traitement, aidé des appréciations des auteurs.

§ 1. Ulcères simples.

Nous ne pouvons passer sous silence les admirables observations de M. Martinache, qui, la plupart, ont trait aux ulcères simples. La première de toutes pouvant être considérée comme l'acte de naissance de la méthode, on nous permettra de la rapporter ici tout au long.

Observation I. — Il s'agit d'une blépharite ciliaire compliquée d'un large ulcère de la cornée, chez une dame qui se présente, le 14 août 1873, chez M. Martinache.

Un oculiste avait proposé l'énucléation. Les paupières étaient gonflées, l'inférieure présentait de l'ectropion et une ulcération profonde. Il y avait de la secrétion muco-purulente. La cornée présentait un exsudat superficiel, pustuleux, blanc grisâtre, allant du haut de la cornée jusqu'au centre. La partie inférieure offrait un ulcère de 8 millimètres de longueur verticale et de 5 millimètres horizontale, ulcère gris-jaunâtre s'étendant sur la sclérotique. Le quart inférieur et interne de la cornée était transparent.

Il y avait une injection périkératique considérable, des douleurs continuelles et fortes. La malade gardait le lit depuis trois semaines, avait des insomnies fréquentes au point d'exiger l'énucléation. Sa constitution était scrofuleuse, et cette femme allaitait encore un enfant.

Le début de tous ces accidents remontait à 1860.

Le traitement est aussitôt institué : toniques, alimentation, épilation et cataplasmes. — Il a bientôt raison de tous les accidents, sauf de l'ulcère.

Le 29 août, la partie scléroticale de l'ulcère est touchée par le stylet rougi à blanc.

1er septembre. Amélioration, cornée plus claire ; vue meilleure ; l'ulcère est en bonne voie. On applique trois pointes de feu sur la partie scléroticale, très près de la cornée.

Le 3. Une pointe de feu sur le bord de la cornée.

Le 4. Excellent effet ; deux points sur le bord cornéen et au milieu de la partie cornéenne de l'ulcère.

Le 5. L'ulcère est à niveau de la cornée ; le bord supérieur reste saillant, l'injection périkératique disparaît.

Le 8. L'ulcère est guéri et recouvert partout d'épithélium ; — pas d'opacité visible à la place de l'ulcère ; — légère couleur blanchâtre de la cornée.

Le 3 octobre. Vision augmente tous les jours ; acuité visuelle, 1/4 !

Il y avait bien là de quoi encourager un expérimentateur ; aussi M. Martinache ne s'en tint-il pas là et renouvela-t-il ses tentatives avec les mêmes succès comme on va le voir par les exemples suivants :

Obs. II.— Ulcère cornéen cupuliforme guéri par le cautère actuel chez une petite scrofuleuse âgée de 8 ans, soignée depuis trois semaines sans résultats. L'ulcère occupe la moitié du quart supéro-externe de la cornée droite; il a 1/2 millimètre de profondeur.

Le 24 septembre, on applique une pointe de feu à la partie inférieure de l'ulcère.

Le 25. Nouvelle pointe de feu.

Le 1er octobre. Deux pointes de feu pour combler davantage le fond de l'ulcère.

Le 10. Guérison parfaite ; il ne reste qu'une facette sans opacité.

Obs. III. — Un homme de 43 ans présente un petit ulcère du quart inféro-interne de la cornée droite, de 3 millimètres de diamètre, infiltration comprise.

Pendant un mois, les procédés ordinaires ont été employés.

Le 20 août, on applique une pointe de feu sur le bord de l'ulcère.

Le 28, l'infiltration est résorbée ; l'ulcère est **guéri**. Il reste **une** petite dépression et un peu d'opacité.

Obs. IV.— Un jeune homme de 20 ans, atteint d'un ulcère cornéen sinueux et superficiel de 1 millimètre de large sur 3 millimètres de long, atteignant le centre de la cornée, vient consulter le 1er septembre.

Du 1er au 14, on emploie le traitement ordinaire, sans pouvoir diminuer l'insomnie et les douleurs.

Le 14, on applique une pointe de feu. La douleur disparaît.

Le 22, l'épithélium est reformé sur la surface de l'ulcère, qui est à niveau.

Le 11 octobre. Guérison complète. Il reste une légère opacité qui affaiblit un peu la vision.

Obs. V. — Large ulcère cornéen rapidement guéri par une application de cautère actuel chez un homme de 43 ans. L'ulcère a des bords nets, comme taillés au couteau. Il n'y a pas de symptômes d'irritation. On applique une pointe de feu sur le milieu de l'ulcère, le 13 octobre.

Le 14, il n'y a pas de changement.

Le 15, un mieux sensible se produit ; l'ulcère se comble.

Enfin, le 24, la guérison est complète.

Obs. VI.— Un homme de 50 ans est atteint d'ulcère de la cornée à marche chronique et d'une irritation continuelle ayant succédé à deux ophthalmies antérieures.

Il se présente le 6 avril 1876. On applique le traitement classique ;
mais les dimensions de l'ulcère augmentent.

Le 14, on applique une pointe de feu.

Puis aussi le 24 avril et le 4 mai.

Le 8 mai, guérison de l'ulcère et de l'irritabilité qui a disparu
sous l'action du cautère actuel.

Deux ans après, le malade a été revu. La guérison se maintenait
toujours.

D'autres observations ont été relatées et sont
consignées dans les *Annales d'oculistique* où nous
avons pris celles que nous venons d'exposer ; nous
les passerons sous silence, assuré que la bonne
action des pointes de feu dans les ulcères atoniques
de la cornée est devenue évidente pour tous, par
les remarquables succès obtenus dans tous les cas
que nous venons de citer.

Cet agent thérapeutique, sans être une panacée
universelle, se montre véritablement héroïque
dans cette variété d'ulcères cornéens, et il y a lieu
de se demander comment il n'est pas venu plus
tôt à l'esprit de nos chirurgiens et oculistes d'adop-
ter l'emploi pour certaines afections oculaires d'un
moyen journellement en usage depuis bien longtemps pour le traitement des plaies et ulcères
chroniques et plus récemment de quelques espèces
de tumeurs blanches, à l'effet de provoquer et de
hâter la réparation formatrice, et de transformer
en tissu fibreux des bourgeons embryonnaires.

On se demande ce que deviendraient ces maladies de la cornée, privées de ce précieux remède,
ou plutôt ce qu'elles devenaient avant 1873. On l'a
vu par les exemples précités : quelques-unes lan-

guissaient d'une façon désespérante, et d'autres s'aggravaient même sous l'influence du traitement habituel d'alors :

L'atropine, les compresses trempées dans une infusion bien chaude de camomille.

Souvent on cautérisait la cornée malade avec le nitrate d'argent. Il arrivait que les compresses chaudes n'amenaient pas assez rapidement la vascularisation nécessaire, et que le nitrate d'argent s'infiltrait quelque peu entre les lames de la cornée voisine du point cautérisé. Quand la guérison avait lieu, elle s'achetait presque toujours au prix de taies dites métalliques, extrêmement rebelles aux traitements.

Enfin, on employait quelquefois la paracentèse.

Rien de tout cela avec le fer rouge ; agent peu douloureux dans son application, rapide dans son action, il ne laisse après lui que des taies superficielles et très bénignes.

On se trouvera donc bien de son emploi dans les ulcères simples, dont le processus réparateur tarde à s'établir, ou dont la marche est progressive, ulcères qui relèvent d'un mauvais état général, d'une constitution scrofuleuse le plus souvent, ou tenant, comme on vient de le voir plus haut dans les observations, et principalement dans la première, à des lésions antérieures de la conjonctive (conjonctivites), ou des paupières (blépharites), ou de la cornée (kératites), ulcères, « source de désespoir

pour le malade, et de grand ennui pour le médecin ».

Pour terminer ce chapitre, nous rapportons une
observation qui nous est personnelle et qui dé-
montre une fois de plus l'efficacité des pointes de
feu pour la guérison des ulcères atoniques.

Obs. VII.— Un enfant, Étienne Germain, âgé de 17 mois, est présenté à la clinique de M. le docteur Fieuzal, le 28 mai 1884. Depuis
cinq jours, la mère s'apercevait que son enfant avait du larmoiement
et qu'il éprouvait un peu de gêne à regarder la lumière vive. Elle
nous apprend que l'enfant a eu un peu de gourme ; ses premières
dents ne sont venues qu'au quatorzième mois...

A l'examen des yeux, on constate au centre de la cornée droite
un petit ulcère entouré d'une infiltration blanchâtre peu étendue;
un abcès semble avoir été la cause de la lésion.

On le traite par les compresses chaudes d'infusion de camomille,
et par l'acide phénique en solution très faible, 1/250 mélangé avec
moitié d'eau tiède.

Jusqu'au 9 juin, cet état n'a pas changé : toujours le même ulcère
au centre de la cornée sans trace d'injection périkératique.

Ce jour, on applique deux pointes de feu, une sur le bord et une
au centre, après avoir chloroformisé l'enfant, pour éviter tout faux
mouvement. On fait, aussitôt après, le pansement avec de l'ouate
boriquée trempée dans une solution d'acide borique au 5/100.

11 juin. On constate une légère injection périkératique. La mère
nous apprend que l'enfant a bien dormi, et a été très calme le reste
du temps.

16 juin. Le petit malade a des douleurs plus vives, un peu de
photophobie, on est obligé de recourir aux écarteurs; autour de la
cornée existe une vascularisation manifeste, l'ulcère est bien dé-
tergé; l'infiltration blanchâtre a disparu.

19 juin. La vascularisation périkératique existe toujours, mais
l'ulcère s'est tout à fait comblé.

24 juin. A la place de l'ulcère, on ne voit plus qu'une petite opacité superficielle.

L'enfant ne s'est pas encore représenté à la clinique (1); il est retenu au lit par une affection intercurrente légère, mais nous ne doutons pas que sa taie, dès qu'il reviendra, disparaisse par quelques applications de pommade au précipité jaune, comme il arrive ordinairement dans ce cas. L'observation suivante, que nous devons à l'obligeance de M. Saint-Martin, interne de la clinique des Quinze-Vingts, en est un exemple de plus.

Obs. VIII. — Un jeune enfant, Thiaville (Armand), âgé de 15 mois, est présenté le 16 août 1882, à la clinique, atteint d'abcès central de la cornée, sans réaction inflammatoire d'aucune sorte.

L'abcès est gros comme une tête d'épingle, et ne détermine ni photophobie, ni épiphora, ni injection périkératique.

Cet état persiste depuis trois mois, pendant lesquels on a tenté différents traitements.

M. le docteur Fieuzal se décide à le cautériser légèrement. L'enfant est préalablement chloroformisé, trois pointes de feu sont appliquées au bord et au centre de l'abcès. On fait un pansement boriqué, et on pose une bande de flanelle.

18 août 1882. Tout autour de la partie cautérisée, on remarque de la vascularisation.

24 août. Guérison complète ; il reste une taie légère consécutive qui disparaît rapidement sous l'influence de la pommade au précipité jaune, et laisse la cornée tout à fait transparente.

Autre observation. — L'enfant Mathié, âgée de 11 ans, est atteinte d'ulcère atonique de la cornée gauche. Il y a 8 mois que la maladie a débuté.

Le traitement habituel est institué depuis plusieurs mois et n'a donné aucun résultat, non plus que les toniques.

Le 24 mai. On cautérise l'ulcère jusqu'à perforation de la cornée.

Il y a issue de l'humeur aqueuse et réaction inflammatoire assez vive après l'opération (photophobie, épiphora).

La chambre antérieure ne se reforme qu'au troisième jour.

(1) Nous avons revu l'enfant le 7 juillet ; il venait d'avoir la rougeole ; nous avons pu constater que la taie dont nous parlons s'est transformée déjà en facette cornéenne à peine visible.

Le 4 juin, l'ulcère est guéri ; il ne reste qu'une taie centrale, légère, consécutive.
On prescrit la pommade au précipité jaune.

ULCÈRES SERPIGINEUX A HYPOPION.

Ce sont des ulcères qui s'attaquent aux parties superficielles et profondes de la cornée, ont une marche progressive toujours dans une direction déterminée, et s'accompagnent généralement d'hypopion :

Ulcères menaçant l'œil de perforation de la cornée, d'iritis, d'irido-cyclite, etc.

La nature de ces ulcères a pu être dévoilée, grâce aux belles recherches d'Eberth, de Stromeyer, de Frisch, etc., démontrant qu'il s'agit là d'une infection.

Personne aujourd'hui ne le met en doute, on y a reconnu depuis longtemps des bactéries. Mais, que le liquide septique vienne du dehors, ou que provenant d'une affection chronique des voies lacrymales, comme il arrive souvent, il n'attende qu'une porte d'entrée, il faut une plaie cornéenne.

Dès qu'on eut reconnu l'efficacité incontestable de la cautérisation ignée dans les ulcères simples de la cornée, on pensa pouvoir utiliser avec fruit cette méthode contre les ulcères serpigineux. Ce fut une des premières maladies de la cornée pour lesquelles M. Gayet en fit usage.

M. Passerat, son élève, insiste dans sa thèse sur les bons résultats que donne le fer rouge employé dans la maladie qui nous occupe. Il apporte à l'appui nombre d'observations, et surtout deux expériences sur un lapin dans les yeux duquel il inocule du pus provenant d'une résection du coude. Il traite l'œil gauche par les pointes de feu et laisse l'œil droit sans traitement. Il nous fait assister à tous les désordres de ce dernier : vaste leucome de la partie supérieure de la cornée, trouble de la partie inférieure, déformation de la pupille, adhérence de l'iris, aplatissement de l'œil.

Quant au premier, déjà atteint d'hypopion au bout de huit heures, et présentant tous les caractères de l'ulcère serpigineux, il est soumis à là cautérisation à blanc sur toute la surface de l'ulcère ; la réaction qui suit est faible.

Au bout de cinq heures, nouvelle cautérisation.

Après le premier jour, paracentèse marginale pour diminuer la tension de l'œil.

Troisième jour, nouvelle paracentèse.

Sixième jour, l'eschare tombe.

Douzième jour, guérison avec leucome.

Certes, voilà un cas bien séduisant au premier abord, mais qui prête singulièrement le flanc à la critique, si l'on veut examiner plus attentivement le fait. En effet, on voit de suite que cette observation n'est pas aussi probante qu'elle paraît l'être si on n'en juge que par le résultat.

Ne voyons-nous pas qu'il intervient un autre élément que le fer rouge : la paracentèse de la chambre antérieure deux fois répétée.

Letellier.

2

Or, que d'ulcères ont dû leur guérison uniquement à une ou plusieurs paracentèses; et Sœmisch, dans le traitement dont il est l'inventeur et qui porte son nom, n'adopte-t-il pas cette paracentèse au point de la transformer en incision linéaire de la cornée, au niveau et un peu au delà de l'ulcère, ce qui lui permet de vider de temps à autre la chambre antérieure souillée de pus et de diminuer la tension du globe? Aussi insiste-t-il sur l'importance qu'il y a de ne laisser se refermer la plaie ainsi pratiquée que si l'ulcère est en bonne voie de guérison.

Pour que l'observation fût absolument concluante, il eût fallu exclure toute paracentèse, d'autant plus qu'il ne s'agissait là que d'une expérience sur un animal qui bientôt après a été sacrifié.

Cependant, il faut reconnaître que, tout à côté, des cas d'ulcères serpigineux à hypopion sont exposés, lesquels n'ont guère été traités que par les pointes de feu.

Obs. — Tel est le cas de M. Duriat, cultivateur, âgé de 57 ans, atteint d'abcès central de la cornée, gros comme une tête d'épingle, et causé par un épi de blé qui avait heurté la cornée. Il y a de la douleur, de la photophobie, etc., et un léger hypopion.

C'est le 13 août 1876 qu'il se présente à la clinique.

Ce jour même, on pratique l'incision de l'abcès avec le couteau de Bowmann, et on la lave avec de l'eau chlorée. Ce traitement est continué pendant trois jours; le malade se plaint en même temps d'une névralgie faciale intense.

Le 18 août. On applique trois pointes de feu sur l'ulcère.

Le 19. La cornée est grisâtre.

Le 30. L'ulcère monte et détermine un bourrelet saillant sur lequel on applique une pointe de feu.

Le 22 septembre. Le tiers supérieur de la cornée est seul intact, on applique une pointe de feu.

Le 29. L'ulcère est enrayé, mais la partie supérieure présente un petit bourrelet blanc qu'on touche avec le fer rouge.

Le 7 octobre. La cornée est guérie; il reste seulement aux 2/3 inférieurs, une infiltration grisâtre.

Le 2 janvier 1877. Large leucome central de la cornée, sans synéchies. Le malade voit par la partie supérieure de la cornée. La chambre antérieure est diminuée.

— Suivent d'autres observations où les cas devenant plus sérieux, on fait usage du procédé de Sœmisch; ceux-ci ne rentrent plus dans notre cadre et il serait, pour le moins, superflu d'y insister.

Qu'on n'aille pas cependant s'imaginer que M. Gayet recommande d'employer le fer rouge indistinctement dans tous les cas d'ulcères serpigineux. Non ! il déclare qu'il faut pratiquer l'incision de Sœmisch dans les ulcères larges, profonds, envahissant presque toute la cornée; mais, que dans ceux relativement récents, d'étendue moyenne, le fer rouge énergiquement employé rend des services.

Ce n'est pas l'opinion de M. Abadie. Dans ses leçons cliniques de 1881, il reconnaît bien les heureux résultats dus aux pointes de feu dans les ulcère chroniques sans hypopion, et il cite, à ce propos, le cas de M. Gayet qui, au moyen de la cautérisation ignée, obtint la guérison d'un ulcère profond, que depuis cinq mois on soignait par les procédés ordinaires, et qui s'aggravait chaque jour.

« Mais on n'a, dit-il, que des résultats médiocres dans les ulcères serpigineux à hypopion, » ulcères qui ne doivent être traités, à son avis, que d'après le procédé de Sœmisch; ce procédé ne donne d'excellents résultats que lorsqu'on a soin d'entrebâiller de temps à autre les lèvres de la plaie, ce qui, en réalité, constitue la partie capitale du traitement.

Sur quelques malades, il s'est attardé à faire des cautérisations ignées, et il regrette le temps perdu, puisque l'incision du Sœmisch, à laquelle il s'est vu forcé de recourir, lui a donné de bons résultats qui auraient été meilleurs encore s'il n'avait pas temporisé.

Au Congrès de Milan (1879), M. G. Martin, de Bordeaux, passe en revue l'action du fer rouge dans les ulcères et cherche à expliquer son mode d'action.

Il ne nie pas que ce soit un agent antiseptique; mais il est des cas où toute la surface d'un ulcère ayant été cautérisée, ce dernier ne guérit pas, tandis qu'il a suffi d'une seule pointe de feu sur le bord d'autres ulcères pour les guérir.

Il n'agit pas toujours par irritation formatrice, témoins les faits qui donnent une guérison en quelques heures.

Mais c'est surtout en déterminant l'hypotonie qu'il rend des services dans les ulcères de la cornée; même pour les yeux dont la tension est diminuée comme le prouvent 6 succès obtenus par M. Panas alors que la tension était diminuée.

La sclérotomie pratiquée dans quelques ulcères à hypopion par M. de Wecker a donné des succès, ce qui prouve que ce n'est pas toujours par action évacuatrice qu'agit l'ouverture de la chambre antérieure par l'incision de Sœmisch, la paracentèse et les pointes de feu.

Et c'est le hasard qui le mit sur cette voie : une dame était traitée par lui pour un ulcère qui occupait la moitié de la cornée.

5 fois il avait appliqué les pointes de feu sans grands résultats, lorsque, à la 6ᵐᵒ application, il pénétra *par mégarde* (1) dans la chambre antérieure. Dès lors, les douleurs cessèrent et l'ulcère guérit. Il répéta cette même expérience pour deux cas d'ulcère à hypopion avec purulence du côté des voies lacrymales, et le succès justifià ses tentatives.

Cette question une fois soulevée, M. Cadel rapporte le cas d'un homme de 50 ans atteint à l'œil gauche d'un vaste ulcère avec hypopion notable.

Après l'avoir traité par toutes sortes d'antiphlogistiques, M. Cadel fit l'incision de Sœmisch qui ne donna pas de résultats. Bref, il en vint à la cautérisation ignée; le lendemain, l'hypopion était en partie résorbé et en peu de jours l'ulcère était guéri.

(1) Cet heureux accident, dont l'auteur est un bon praticien et un bon oculiste, est pour nous un grand enseignement : Le fer rouge peut donner lieu à de plus graves désordres et doit être manié avec beaucoup de prudence et d'habileté.

Malheureusement, l'observation n'est pas probante, car, pour qu'elle le soit, il n'eût pas fallu
d'incision de Sœmisch. Cependant, il est frappant
que les pointes de feu ont accéléré la guérison qui
tardait à se faire.

Puis vient M. Martini, qui déclare n'avoir pas
eu de succès avec la cautérisation ignée dans ces
cas d'ulcères serpigineux, tandis que l'incision
cornéenne lui a toujours réussi.

Nous sommes donc ici en présence de deux méthodes qui comptent chacune des succès, défen-
dues toutes deux par des auteurs compétents.

Laquelle est préférable?

En aucune façon, surtout en matière de traitement, il ne faut être absolu. Les cas ne sont pas
tous semblables. Et nous avouons être fortement
embarrassés pour donner des indications précises.

Cependant, l'incision de Sœmisch a pour elle
l'ancienneté; rarement, elle a échoué; on lui repro-
che de laisser après elle des synéchies, mais ces
faits sont loin d'être constants. En outre, elle obéit
aux deux seules indications qu'offre le traitement
des ulcères à hypopion d'après Panas : la dimi-
nution de tension et l'évacuation des matières septiques contenues dans la chambre antérieure.

La cautérisation ignée remplit certainement
aussi ces mêmes indications.

De sorte que, pour être conséquent, il faudrait
les employer toutes deux, mais en donnant à l'incision de Sœmisch, qui compte de nombreux et

incontestables succès, le pas sur la cautérisation
gnée qui n'a pas à son actif beaucoup de résultats
nets et indiscutables, laissant toutefois à l'avenir
le soin de rectifier, s'il y a lieu, notre jugement
d'aujourd'hui.

ULCUS RODENS.

Nous venons de voir que dans ses leçons cliniques de 1881, M. Abadie déconseille les pointes de
feu dans le traitement des ulcères dont il a été pré-
cédemment question; mais il veut être bien com-
pris, et il a soin de spécifier que, tout à côté des
ulcères serpigineux à hypopion se rencontre une
autre variété connue sous le nom d'ulcus rodens et
qu'ont décrit Mooren, Sœmisch et Steinheim : maladie peu fréquente, mais grave, débutant par le
bord marginal de la cornée, progressant lente-
ment avec de fortes douleurs, présentant des bords
d'un gris jaunâtre sans grande étendue sur le tissu
sain. Les parties les premières envahies se recou-
vrent peu à peu de vaisseaux; mais jamais on ne
constate d'hypopion.

Au Congrès d'Heidelberg, le D\ Sattler a déclaré
que la cautérisation ignée était très efficace et
abrégeait la durée du traitement de ces ulcères
contre lesquels on employait en vain depuis longtemps nn grand nombre de procédés.

Et **M.** Abadie convient lui-même que le fer rouge est d'un utile secours en pareille circonstance.

A l'appui de cette proposition, nous citons une observation personnelle où il s'agit d'un de ces ulcères que M. Abadie qualifie de rongeant, et où les pointes de feu ont donné un remarquable succès.

Obs. — M. Scheid (Adolphe), 30 ans, éclusier, se présente le 22 février 1884, à la Clinique nationale ophthalmologique des Quinze-Vingts. Ses antécédents héréditaires et personnels sont excellents.

Déjà, depuis douze jours, le malade se plaint d'épiphora, de photophobie, de sensation de gravier aux paupières de l'œil gauche. Les douleurs périorbitaires et la céphalalgie étaient très intenses et le sont encore.

A l'examen du 22 fevrier, les paupières de l'œil gauche son tuméfiées ; les douleurs péri-orbitaires sont très fortes. Il y a de l'épiphora et de la photophobie. La cornée présente à sa partie supérieure et à son bord marginal une ulcération parallèle à ce bord supérieur. Elle est très profonde au point de faire craindre une perforation de la cornée.

Le traitement suivant est aussitôt prescrit: atropine, pommade à l'iodoforme et compression.

Le 23 février, l'état n'a pas changé ; l'œil étant très congestionné on applique à la tempe une ventouse saignante.

27 février. Les bords de l'ulcère se couvrent de vaisseaux ; l'ulcère paraît diminuer de profondeur.

Mais, dès les premiers jours de mars, vers le 4 ou le 5, l'œil droit se prend exactement de la même façon que l'œil gauche; l'ulcération occupe aussi la partie supérieure de la cornée ; mêmes douleurs et même traitement.

A l'œil gauche, l'affection s'étend à la fois vers la partie interne et externe de la cornée.

Pendant le courant du mois de mars et les premiers jours de mai, le traitement ordinaire, l'ésérine, etc., n'ont donné aucun résultat.

Enfin, le 12 mai, M. le Dr Fieuzal eut recours aux pointes de feu ; il en appliqua deux ou trois sur les deux ulcères. Deux heures après, les douleurs, auparavant si vives, avaient disparu de l'œil droit. L'œil gauche seul était douloureux, mais beaucoup moins.

On fit pour chaque œil un pansement à l'acide borique et le malade garda le repos au lit pendant dix jours.

Au bout de ce temps, les douleurs avaient disparu et toute sécrétion purulente était tarie ; les ulcères étaient presque comblés. On prescrivit alors au malade la pommade à l'iodoforme et l'eau phéniquée au 2/500, mélangée avec moitié eau tiède, en lavage.

Le 6 juin. l'examen des yeux faisait constater un peu de conjonctivite double. La cornée de l'œil droit présentait deux taies simples, l'une occupait la partie externe, l'autre la partie interne ; celle de l'œil gauche n'offrait qu'une seule taie, mais qui s'étendait bien sur tout le quart supérieur.

Le malade ne supporte pas très bien la lumière vive et porte des lunettes bleues.

Nous n'hésitons donc pas, fort que nous sommes de l'appui du plus grand nombre des auteurs et vu l'insuccès des autres méthodes, à préconiser la cautérisation ignée comme le meilleur traitement de cette variété d'ulcère.

KÉRATITE PHLYCTÉNULAIRE.

M. Legroux, chef de clinique de M. Gilet de Grandmont a fait, en 1879, dans la *Gazette d'ophthalmologie*, numéro du 1er mai une bonne étude du traitement de cette affection par les pointes de feu.

Et de fait, la kératite phlycténulaire est souvent d'une très longue durée et les procédés qu'on emploie d'ordinaire contre elle : pommade au bioxyde de mercure, poudre de calomel, poudre de sucre et de calomel mélangées, instillations de gouttes d'atropine, compresses chaudes de camomille, etc.,

etc., sont quelquefois d'une longueur désespérante comme efficacité.

Vers 1877, la cautérisation ignée venait d'être découverte en France : on l'employa presque aussitôt contre les phlyctènes de la cornée et de la conjonctive, et vraiment elle fit merveille.

Tout un groupe d'observations rapportées par M. Legroux prouve surabondamment l'excellence du procédé; nous n'en citerons que deux.

Obs. I. — Le nommé Pierre Louis, enfant de bonne constitution, est atteint de deux phlyctènes bulbaires, à droite, l'une au-dessus de l'autre à la partie interne près de la cornée et empiétant sur elle.

Le 19 octobre 1878, on pratique la cautérisation ignée, et on instille dans son œil une goutte d'atropine en solution au 1/100 pour laquelle l'enfant présente aussitôt [des symptômes d'intolérance.

Le lendemain, on remarque que la première phlyctène est détruite presque complètement.

On pratique une nouvelle cautérisation sur la deuxième phlyctène.

Le 21 octobre, la deuxième phlyctène a disparu.

Au bout de deux mois, il y a récidive de la conjonctivité phlycténulaire. Le même procédé est employé, bientôt suivi des mêmes résultats.

Le 2 janvier, l'œil est guéri. La guérison n'a ainsi demandé que quatre jours.

Obs. II. — J. Pignon, âgé de 16 ans, a deux phlyctènes périkératiques de l'œil droit et des taies anciennes des deux yeux, quand il se présente, le 9 janvier 1879. On constate en outre une adénite strumeuse sous-maxillaire.

La cautérisation ignée est pratiquée sur une phlyctène ; le 10 janvier, les douleurs et la photophobie ont diminué, la phlyctène a disparu, il reste de la vascularité.

Le 11, on cautérise la deuxième phlyctène ;

Le 12, un mieux sensible se produit ;

Le 14, disparition presque complète de la vascularité ;

Le 18, guérison complète.

Déjà, en 1875, M. Martinache avait guéri en 8 jours, par l'application du cautère actuel, un ulcère de la cornée gauche survenu chez une petite fille de 5 ans à la suite d'une vésico-pustule. Cette enfant était depuis un an traitée sans résultat par la méthode ordinaire.

On le voit, il n'y aura pas à hésiter: chaque fois que l'on se trouvera en présence de kératites ou conjonctivites phlycténulaires, on pourra se servir avec avantage de la cautérisation ignée; et on évitera ainsi le plus souvent les complications parfois redoutables qui survennent dans cette maladie, telles que : pannus scrofuleux et ses conséquences, iritis secondaires, ulcérations pouvant quelquefois amener la perforation.

Enfin, il ne faut pas considérer comme un minime résultat, que la longue durée de l'affection si pleine d'ennuis pour les malades est considérablement abrégée, grâce aux pointes de feu.

Nous avons aussi dans nos souvenirs bon nombre de cas qui ont pu guérir avec le secours des toniques et de quelques topiques locaux seulement; mais, nous le répétons, la durée du traitement était très longue.

Nous pensons donc que l'adjonction des toniques maintient la guérison et peut éloigner, tout au moins les récidives.

STAPHYLOME PELLUCIDE DE LA CORNEE.

Cette maladie caractérisée par une projection en avant de la cornée qui s'effile en cône, a reçu aussi le nom de kératocone; elle se développe presque toujours de 15 à 20 ans.

Aujourd'hui, tout le monde est d'accord sur sa pathogénie : c'est d'un trouble de nutrition de la cornée qu'il s'agit, trouble survenu généralement par suite de lésion antérieure de cette membrane, comme très fréquemment l'atteste une légère opacité située à l'extrémité antérieure du cône et occupant son sommet. La cornée est incapable de résister à la tension des milieux.

On s'est ingénié, sans pouvoir y réussir sûrement à trouver un moyen capable de triompher de cette affection qui, par son développement progressif, cree pour les malades chez lesquels elle se produit un astigmatisme myopique irrégulier qui aboutit à la perte presque complète de la vision nette des objets même rapprochés.

Donders a préconisé l'emploi de lunettes munies d'un trou sténopéique; mais elles sont insuffisantes, car elles restreignent trop le champ visuel. Les verres concaves n'ont pas eu plus de succès.

Le professeur Dor a préconisé l'emploi de verres cylindriques et paraboliques.

Bowmann eut l'idée, pour diminuer l'ouverture

pupillaire, d'enclaver l'iris aux deux extrémités d'un même diamètre de la cornée (iridodesis).

Mais c'est une opération très délicate et dangereuse, car l'on n'enclave pas l'iris impunément.

De Graefe, se fondant sur cette idée très juste qu'une plaie de la cornée déterminait l'apparition d'une rétraction cicatricielle, tenta d'utiliser celle-ci pour amener la guérison du kératocone.

Mais, d'une part, on risquait de ne pas enlever assez de tissu ou de perforer la cornée ; et, d'autre part, le nitrate d'argent, employé pour entretenir l'ulcère, donnait naissance aux taies spéciales dont nous avons parlé plus haut.

Enfin, Bowmann imagina la trépanation de la cornée. Malheureusement, il reste après elle un leucome central persistant qui abolit la vision ; aussi, M. Abadie chercha-t-il à obvier à cet accident en pratiquant en même temps une iridotomie.

Quelles opérations compliquées, quand on les compare aux simples applications de pointes de feu ! Et quels résultats beaucoup plus rapides et plus brillants que ceux qu'on obtenait laborieusement à l'aide des procédés que nous venons de passer en revue !

M. Gayet est le premier qui se soit servi de la cautérisation ignée contre le staphylôme pellucide. Des cas de guérisons obtenues par lui, les plus remarquables sont consignés dans la thèse de Passerat, son élève.

Au congrès de Milan, M. Martini préconise le

procédé et cite un fait à l'appui. Dans un cas de kératoglobe, on pratiqua la cautérisation ignée en haut et en dehors : un mois après, la myopie, tenant à la courbure anormale de la cornée, avait disparu. Il restait seulement un petit leucome correspondant au point touché avec le fer rouge.

Des deux cas de M. Passerat, l'un, opéré le 20 février, ne lisait, avec le trou sténopéique, que le n° 18 de l'échelle Snellen.

Cautérisé à trois reprises différentes, le 20 février 1877, le 7 mars et le 12 avril, le malade ne ressent, après les applications, que des douleurs insignifiantes.

Et, le 1er juin, le cône est très amoindri ; il présente une petite facette au sommet. Le malade peut lire, sans incliner la tête, le n° 6 a 50 centimètres.

La cautérisation ignée est donc un excellent mode de traitement du staphylôme pellucide, moyen bien autrement à la portée de tous les praticiens que ces méthodes d'une exécution difficile dont nous avons parlé plus haut.

STAPHYLOME OPAQUE.

Cette affection succède généralement à une perforation de la cornée, qui se complique bientôt d'enclavement de l'iris.

Les procédés de guérison diffèrent, selon qu'on est en présence d'un staphylôme total ou partiel.

Dans le premier cas, il faut sacrifier l'œil, en ayant soin de garder un assez gros moignon pour y appliquer un œil artificiel. On peut se servir de la méthode de Critchett ou de celle de M. de Wecker, qui n'est que la précédente modifiée.

Dans les cas de staphylôme partiel, on pratique des paracentèses répétées pour diminuer la tension, et on a soin de les faire suivre du bandeau compressif ; puis on pratique une iridectomie dans la partie de la cornée restée saine ; mais la cicatrice cède souvent, et ce n'est alors qu'un moyen palliatif.

Enfin, on a eu recours à la trépanation de la cornée, qui entraîne souvent de graves accidents : hernie totale de l'iris, sortie du cristallin, etc. Mais est apparue la cautérisation ignée qui a pleinement réussi, dans les mains de son inventeur, contre la maladie dont nous traitons en ce moment.

M. Abadie a obtenu quatre beaux succès, relatés dans la thèse de M. Lavallée.

Nous-même citons à l'appui deux cas de staphylôme opaque partiel parfaitement guéri par les pointes de feu.

Il s'agit de deux jeunes filles traitées à la clinique des Quinze-Vingts par M. Fieuzal, au moyen des pointes de feu.

Obs. I. — La première, Mlle Pirouelle (Louise), âgée de 17 ans, se présente le 5 juillet 1882, atteinte de staphylôme opaque partiel de la cornée gauche.

Il y a douze ans, cette cornée avait été le siège d'un abcès consé-

cutivement à une variole. A partir de cette époque a débuté le staphylôme, qui a toujours été croissant jusqu'au moment où la malade vient consulter M. Fieuzal, qui n'hésite pas à employer le fer
rouge.

Plusieurs pointes de feu sont appliquées ; une d'entre elles perfore
la cornée et donne issue à l'humeur aqueuse. On applique un bandeau compressif.

6 juillet. La malade a très peu souffert après l'opération et a bien
reposé pendant la nuit qui l'a suivie.

Quand on enlève le pansement, on constate que la partie du staphylôme touchée par la cautérisation tombe sphacélée.

Le 7. Le staphylôme est réduit de moitié. On laisse se terminer
la réaction inflammatoire consécutive à la première cautérisation.

Le 19. On pratique de nouveau la cautérisation ; nouvelle issue de
l'humeur aqueuse. Après l'opération, la malade ne souffre pas plus
que la première fois ; même pansement.

Le 20. L'œil a bon aspect, mais la chambre antérieure n'est pas
encore reformée.

Il n'y a aucune trace d'injection périkératique ni d'inflammation
irienne. On applique encore le bandeau compressif.

Le 26. Le staphylome est complètement réduit. M. le Dr Fieuzal
pratique une pupille optique qui améliore considérablement la
vision.

En effet, la vision, qui, au jour de l'entrée, ne permettait de
compter les doigts qu'à 10 centimètres, après l'opération était montée à 1/6 de la vision normale.

Obs. II. — Mlle Pénaud (Marie), âgée de 21 ans, se présente à la
Clinique le 11 mars 1884, atteinte de staphylôme de la cornée gauche
avec leucome.

Il a débuté, il y a un an, à la suite d'un abcès de la cornée, et
depuis il a augmenté sensiblement de volume, au point d'égaler la
dimension d'une grosse lentille.

Le 12 mars, M. le Dr Fieuzal pratique avec l'aiguille du galvano-
cautère, la cautérisation du staphylôme jusqu'à perforation de la
cornée, et issue de l'humeur aqueuse. On applique un bandeau
compressif.

Le 13. La malade a très peu souffert après l'opération. Au premier pansement, on ne constate pas encore de chambre antérieure ;
le staphylôme est beaucoup réduit de volume. La réaction inflammatoire est très légère.

Le 14. La chambre antérieure est reformée.

Le 20. Nouvelle cautérisation, nouvelle issue de l'humeur aqueuse.

Les douleurs consécutives sont plus fortes que lors de la première cautérisation. Craignant une inflammation irienne, on applique deux ventouses saignantes à la tempe gauche. Les douleurs disparaissent avec l'inflammation consécutive à la cautérisation.

Le 7 avril. Affaissement total du staphylôme.

M. le Dr Fieuzal pratique une pupille optique dont le résultat est excellent.

Après l'iridectomie, on applique un bandage bien serré qui empêche la reproduction du staphylôme après la réapparition de la chambre antérieure, et permet à la cicatrice d'acquérir plus de force.

La vision de l'œil gauche, nulle au jour de l'entrée, est montée à 1/8 sans verre et à 1/6 avec + 1,75 dioptrie.

En présence d'aussi beaux résultats et de l'opinion d'auteurs compétents, nous conseillons donc d'user toujours du thermo-cautère dans les cas de staphylôme opaque partiel de la cornée.

PTERYGION.

Le ptérygion est caractérisé par un empiètement de la conjonctive sur la cornée.

On a émis beaucoup d'hypothèses sur la pathogénie de cette affection ; la plus récente est celle de M. Poncet de Cluny, auquel ses recherches ont démontré qu'il s'agissait là d'une lésion de nature parasitaire.

Sans être bien grave, le ptérygion, abandonné à lui-même, donne lieu à un catarrhe conjonctival chronique, et quelquefois à de la diplopie quand il s'avance vers la cornée.

Le traitement dirigé contre lui consiste soit dans l'étranglement entre deux fils de sa partie moyenne, pour en amener le sphacèle, soit dans la transplantation, procédé de Desmarres assez compliqué, ou l'isolement, sauf à sa base, du ptérygion, qui se mortifie, soit enfin dans l'excision pure et simple, moyen beaucoup plus expéditif et commode.

Cependant, en dépit de toutes ces méthodes, on comptait beaucoup de récidives. Dans ces derniers temps, la cautérisation ignée est venue les supprimer. A cet égard, l'observation prise à la clinique de M. Abadie d'un ptérygion récidivant, et relatée dans la thèse de M. Lavallée, est des plus significative.

Obs. — Un tailleur de pierres, âgé de 53 ans, a l'œil gauche atteint d'un ptérygion situé en face de la commissure externe.

Il avait été déjà opéré, en 1879, d'un ptérygion qui récidive au bout d'un an et gêne actuellement la vue (1881).

M. Abadie fait la transplantation.

Trois ou quatre fois, des récidives surviennent qui sont toutes arrêtées par l'acide borique.

Mais la guérison ne se produisant pas, M. Abadie touche avec le fer rouge le sommet du ptérygion et les parties sous-jacentes.

Il n'y a pas de réaction, et au bout de quatre jours de petites eschares se détachent et laissent à nu une surface très nette.

Neuf jours après, on touche quelques petits bourgeons à la base.

Seize jours après, il ne reste plus trace de rien.

Pour achever de démontrer l'efficacité et l'innocuité de ce mode de traitement, nous rapportons deux observations recueillies à la Clinique des Quinze-Vingts par M. Saint-Martin, interne, qui nous les a communiquées :

Obs. I. — Le nommé Paris, marin, âgé de 57 ans, est atteint de ptérygion des deux yeux.

Il occupe, de chaque côté, la partie de la cornée située près de la commissure interne, et gêne assez notablement la vision, surtout à l'œil droit.

Pour l'œil droit, M. le Dr Fieuzal pratique la transplantation du ptérygion en haut, à quelques millimètres de la cornée. On panse à l'acide borique; cette opération a lieu le 3 avril 1884.

Le 12, toute la surface occupée par le ptérygion est cautérisée au moyen du galvano-cautère : pansement à l'acide borique.

Le 25, on constate que la cornée est partout absolument transparente.

Pour l'œil gauche, le 23 avril 1884, le ptérygion a été transplanté comme plus haut, et le 28, M. Fieuzal cautérise toute la partie auparavant recouverte par cette émanation de la conjonctive bulbaire.

Le 20 mai, la cornée est redevenue tout à fait transparente à ce endroit.

A cette époque, on pouvait voir qu'il n'y avait aucune tendance à la récidive pour l'œil droit, guéri depuis un mois déjà.

Obs. II. — La nommée Bachellerie (Maria), âgée de 32 ans, se présente, au commencement du mois de mai 1884, à la Clinique, pour un ptérygion datant d'environ trois mois, occupant l'angle interne de l'œil gauche et empiétant sur la cornée de façon à gêner quelque peu la vue de ce côté.

Le 7 mai, M. le Dr Fieuzal transplante en haut le ptérygion et cautérise l'emplacement avec le galvano-cautère le 19 du même mois.

Le 28, il n'y avait plus trace de ptérygion et la cornée avait repris à sa transparence.

Nous n'accumulerons pas plus longtemps les faits; nous sommes convaincu qu'on emploiera toujours avec fruit la cautérisation ignée dans l'affection qui nous occupe, en associant à la transplantation ou à l'excision du ptérygion, les pointes de feu légères appliquées sur la surface qu'il occupait primitivement.

CONJONCTIVITE GRANULEUSE.

Nous dirons un mot du traitement des granulations de la conjonctive par les pointes de feu, question qui vient d'être mise à l'ordre du jour par
M. Dehenne, dans un article qu'il a fait paraître
dans l'*Union médicale* du 28 juin 1884.

Quel que soit le cas, qu'il s'agisse de granulations
nouvelles à l'état aigu, ou de granulations anciennes,
la cautérisation ignée doit être employée.

Elle consiste en attouchements répétés de la surface granuleuse avec la pointe fine (dix à douze
pointes de feu tous les deux jours).

Après cinq ou six cautérisations, le malade éprouve
une amélioration très marquée. L'œil s'ouvre plus
facilement, la sensation pénible de granules a notablement diminué. Bientôt il ne reste plus que deux
ou trois îlots granuleux qu'on poursuivra jusqu'à
guérison. Que le pannus soit léger ou très étendu
et très ancien, il ne subit pas moins l'heureuse influence de la cautérisation de la conjonctive.

Puis les douleurs consécutives à l'application du
sulfate de cuivre ou du sous-acétate de plomb
n'existent pas dans ce procédé.

Ainsi, voilà le pannus et les douleurs enrayés;
mais que faire en présence des autres complications
qui peuvent survenir, telles que l'atrésie de la fente
palpébrale ou le trichiasis qui accompagne quel-

quefois les granulations? Employer le fer rouge pour pratiquer la canthoplastie et supprimer les bulbes pileux gênants.

Quant au xérosis, au symblépharon, ils peuvent être évités par la cautérisation ignée pratiquée en temps.

Cependant, M. Dehenne ne se dissimule pas qu'il y aura des cas réfractaires.

Car toute méthode a ses alternatives de succès et de revers.

Somme toute, c'est une cautérisation substituée à une autre ; c'est le feu qui remplace les substances chimiques.

Quel est son mode d'action ?

M. Dehenne fait des réserves, mais il incline à croire que c'est en détruisant le parasite d'une façon plus sûre et en modifiant la vitalité des tissus qu'agissent les pointes de feu.

Nous n'apportons pas malheureusement notre contingent d'observations qui nous eussent permis de discuter le procédé et son mode d'emploi.

Mais nous pensons que c'est là une méthode très rationnelle.

Cautérisation pour cautérisation, le fer rouge nous paraît bien préférable aux caustiques chimiques. Ces derniers tendent d'ailleurs de jour en jour a être remplacés dans la thérapeutique oculaire par les pointes de feu, et on s'en trouve très bien.

Il y a même lieu de s'étonner qu'on n'ait pas songé plus tôt à en faire l'application aux granulations conjonctivales, quoique dès le début M. Martinache les ait employées ; mais c'était seulement contre des granulations discrètes et bénignes. Il est vrai que ces dernières avaient résisté aux moyens habituels et que la cautérisation ignée en triompha aisément.

DÉCOLLEMENT DE LA RÉTINE

Nous voilà en présence d'une maladie extrêmement rebelle, caractérisée à l'examen ophthalmoscopique par un soulèvement gris bleuâtre de la rétine plus ou moins proéminent qu'on peut voir parfois osciller quand le malade fait mouvoir son œil ; à l'examen fonctionnel, par une abolition complète de la vision dans la partie du champ visuel correspondant à la surface de la rétine qui est décollée.

L'obscurité qui entoure la pathogénie de cette affection contribue pour beaucoup à l'incertitude dans laquelle se trouve plongé le praticien mis en demeure d'y apporter un remède.

Ce que nous savons, c'est qu'elle survient dans la majeure partie des cas, d'une façon rapide, presque toujours instantanée chez les myopes avancés qui ont déjà de la sclérochoroïdite postérieure.

Souvent, on a noté l'effort comme cause occasionnelle. Les autres cas sont dus aux traumatis-

mes donnant lieu alors à un épanchement sanguin,
ou bien aux altérations du corps vitré de la choroïde
ou du tractus uvéal, ou enfin aux tumeurs de la
choroïde et de la rétine.

Nombreux ont été les traitements employés jusqu'ici.

Pour la partie médicale, le repos dans la position
horizontale, les antiphlogistiques, les sudorifiques
(pilocarpine), les révulsifs et surtout la compression.

On dépensait ainsi un temps considérable; et
sans en retirer beaucoup de profit.

On résolut d'évacuer le liquide, espérant voir la
rétine se réappliquer contre la choroïde et reprendre ses fonctions.

Parmi les propagateurs de ce procédé, citons Sichel père et M. Abadie, dont les efforts tendaient à
faire sortir le liquide de l'épanchement à l'extérieur, tandis que de Græfe et Bowmann voulaient
le chasser dans le corps vitré. MM. de Wecker et
Galezowski utilisaient à la fois les deux procédés.

Puis, on eut recours à l'iridectomie (M. Galezowski), au drainage de l'œil, à la sclérotomie
(MM. de Wecker et Martin). Dans tous les procédés que nous venons de passer en revue, il est
facile de voir que c'est seulement au symptôme
que l'on s'adresse, et c'est bien rationnel, puisque
nous avons déjà dit plus haut que la nature du processus morbide nous échappait. Nous-même, en
venant ici exposer un nouveau mode de traitement,

nous n'avons pas la prétention d'avoir plus que les autres saisi la cause intime de la maladie.

Mais nous pensons qn'on ne saurait trop s'ingénier à maîtriser cette terrible maladie, et, pour ce qui nous regarde, les faits que nous avons observés, et les résultats que nous avons constatés, montrent clairement qu'il y a dans cette méthode quelque chose de bon qui mérite bien d'éveiller l'attention du praticien sur elle.

Ce n'est pas d'aujourd'hui que date l'emploi des pointes de feu dans le décollement de la rétine. M. Abadie consigne ses tentatives dans la *Gazette hebdomadaire* de 1881, n° 49; p. 788 ; mais son procédé diffère entièrement de celui que nous exposons.

Se servant du polyscope de Trouvé, il fait traverser à son cautère actuel, au niveau de l'épanchement et en deux ou trois endroits, les deux membranes de l'œil et ouvre ainsi une porte de sortie pour le liquide sous-rétinien.

Qu'on obtienne cet écoulement au moyen du couteau ou du thermo-cautère, c'est toujours une paracentèse, mais elle a, sur celle qui est pratiquée avec le couteau, cette supériorité qu'elle peut déterminer plus facilement la formation d'un point de chorio-rétinite et, par suite, l'adhérence de la rétine en ce point, adhérence bientôt rompue (au bout de huit à quinze jours).

Aussi M. Abadie préconise-t-il son procédé pour les décollements récents et peu étendus seulement.

Mais personne encore, à notre connaissance, n'a mentionné l'application de pointes de feu en couronne, concentriques à la cornée, pratiquées à quelques millimètres en arrière de cette membrane, au voisinage de l'ora serrata. Ces pointes, au nombre de 12 à 18, sont relativement superficielles et ne dépassent pas la sclérotique.

MM. de Wecker et Martin, il est vrai, ont, au congrès de Londres, fait mention de l'emploi du fer rouge dans le décollement de la rétine ; mais ils se sont bornés à une simple communication orale sans donner ni observations, ni manière de procéder, ni autres détails !

Avant d'entamer toute discussion de la méthode, voyons un peu les résultats qu'elle donne.

Obs. I. — M. Deforge, âgé de 50 ans, se présente à la maison de santé du Dr Fieuzal, le 5 août 1882. Il a déjà subi l'énucléation de son œil gauche, atteint d'un décollement de la rétine. L'œil droit est aussi atteint de cette affection, qui occupe la partie inférieure de la rétine. Son acuité visuelle est diminuée au point de ne pouvoir pas lui permettre de compter les doigts à plus d'un mètre.

Les traitements qui pouvaient donner quelque résultat : compression, pilocarpine, etc., furent mis en usage. Le succès ne fut pas encourageant. Au 28 avril 1884, la vue de l'œil droit était complètement abolie ; il y avait impossibilité complète de prendre le champ visuel ; le malade indiquait seulement de quel côté était placée une fenêtre ouverte. C'était la cécité complète qui durait depuis plus de quatorze mois.

Ce même jour, M. Fieuzal applique vers la région de l'ora serrata une douzaine de pointes de feu, concentriquement à la cornée. Les douleurs sont peu intenses.

Le 1er mai, on constate que le champ visuel est en partie rétabli dans tous les sens.

Le malade compte facilement les doigts à 4 mètres.

Le 6, nouvelle application de pointes de feu au même niveau.

Le 15, le malade pouvait facilement lire le n° 8 de l'échelle de Snellen.

Malheureusement, le malade a fait des imprudences répétées, qui n'ont pas maintenu ce résultat parfait ; cependant, au 1er juillet, la vision était encore suffisante pour qu'il se conduisît seul et pût lire de gros caractères, le n° 12 de Snellen à 0,30 ; le champ visuel paraissait s'être rétréci, surtout en haut.

Obs. II. — Mlle Adèle Fourez, institutrice, âgée de 21 ans, vient consulter M. Fieuzal pour un décollement rétinien de l'œil droit.

Elle déclare qu'il y a trois ou quatre mois, ayant cassé un des verres de son binocle, elle s'aperçut que la vue de son œil droit avait considérablement baissé et ne lui donnait que la sensation de nuage trouble.

Cette malade est atteinte d'une myopie progressive. A l'examen ophthalmoscopique, on constate un décollement siégeant à la partie inférieure de l'œil droit.

L'œil gauche est atteint de scléro-choroïdite postérieure.

Et voici ce que fournit l'examen fonctionnel :

L'œil permet de compter les doigts à 1 mètre de distance. Aucun verre ne peut donner une amélioration.

De l'œil gauche, la malade compte les doigts à 3 mètres, et, avec un verre concave de 9 dioptries, son acuité visuelle augmente au point d'égaler les 2/3 de la vision normale.

M. Fieuzal expérimentait alors les pointes de feu.

Aussi le 7 mai, en pratique-t-il une couronne à l'endroit de la sclérotique déjà cité.

La douleur immédiate et consécutive est supportable ; on applique un pansement à l'acide borique, et la malade garde le repos pendant dix jours environ.

Au bout de ce temps, le champ visuel est repris et donne les résultats qu'on peut constater à la planche n° 2.

Les pointes de feu ont déterminé un peu de vascularisation de la conjonctive et un peu de sécrétion légèrement purulente.

La malade est revue au mois de juin : son champ visuel est repris, son étendue n'a pas diminué. Mais le repos a été bien gardé, il n'y a eu d'écart d'aucune sorte.

A l'ophthalmoscope, on constate encore un décollement inférieur mais beaucoup moins étendu et moins oscillant. La conjonctive présente encore les traces des pointes de feu, mais toute inflammation a disparu. Enfin, point important, l'acuité visuelle est considérablement augmentée.

La vision de l'œil droit est égale au quart de la vision normale,

avec un verre concave de huit dioptries ; et de près, cet œil permet
la lecture du nᵒ 1 1/2 de l'échelle de Snellen.

Nous n'avons pu suivre cette jeune fille jusqu'à ce jour, elle est
partie dans son pays pour continuer à se reposer.

Obs. III. — M. Ermanou, voyageur de commerce, âgé de 46 ans,
est myope depuis son enfance. Sa myopie jusqu'à ce jour n'a fait
que progresser. Il vient à la Clinique des Quinze-Vingts, le 28 avril
1884, se plaignant de la perte subite de la vision de l'œil gauche
survenue il y a cinq mois.

Le malade ayant tout le côté droit de la face enseveli un soir
dans son oreiller, s'aperçut que son œil gauche lui faisait défaut. Il
ne se rappelle pas avoir fait d'effort à l'époque de cet accident.

Il alla consulter M. de Wecker qui ne parvint pas à lui améliorer
la vision de son œil gauche.

M. le Dʳ Fieuzal propose les pointes de feu et en applique deux
couronnes concentriques le 21 mai 1884. On fait le pansement à
l'acide borique.

Le malade s'est plaint beaucoup plus que les autres de douleurs
consécutives.

Avant l'opération, l'acuité visuelle, pour les deux yeux, donnait
pour l'œil droit une vision égale au tiers de la normale avec un
verre concave de 11 dioptries ; sans ce verre, le malade ne pouvait
que compter les doigts à trois mètres ; l'œil gauche ne permettait
de compter les doigts qu'à 20 centimètres sans amélioration par les
verres.

L'examen ophthalmoscopique faisait constater à droite de la
scléro-choroïdite postérieure, et à gauche un vaste décollement
occupant la partie inférieure, interne et externe de la rétine ; cet
œil portait et porte encore des traces d'ancienne iritis.

Après l'opération, le malade commence par déclarer qu'il a beaucoup gagné comme acuité visuelle de l'œil gauche ; son champ visuel l'atteste, et il peut facilement compter les doigts à 4 mètres.
On lui fait un pansement à l'acide borique, car sa conjonctive est
injectée et sécrète du muco-pus. Quelques douleurs se font encore
sentir dans l'œil opéré.

Le 25 juin, le champ visuel est de nouveau repris et s'étend
encore un peu plus loin. A l'ophthalmoscope, on constate que le
décollement a notablement diminué d'étendue.

Repris enfin, le 2 juillet, le champ visuel a un peu diminué, et
M. Fieuzal se propose d'appliquer de nouveau quelques pointes de
feu.

A ce moment, les douleurs ont disparu et l'injection conjonctivale
n'existe plus.

Oʙs. IV — Mme Matz, âgée de 58 ans, est atteinte de décollement de la rétine et de larmoiement de l'œil gauche.

Elle se présente à la clinique au commencement du mois d'avril 1884, déclarant qu'il y a quinze jours, elle s'est aperçue de la perte subite de la vue à l'œil gauche.

Elle ne se souvient pas d'avoir fait d'effort avant l'accident et déclare avoir toujours eu une assez bonne vue, jusqu'à ce moment. La santé est et a toujours été excellente.

A l'ophthalmoscope, on constate un vaste décollement occupant une grande partie de la rétine.

A l'examen fonctionnel, le champ visuel pris le jour de son entrée est très restreint, et quand, avant l'opération, nous voulûmes le reprendre, il était aboli à peu près dans tous les sens. La perception lumineuse était conservée en haut et en dehors seulement.

L'acuité visuelle de l'œil droit était égale au sixième et, avec un verre convexe de 3,50 dioptries, aux deux tiers de la normale, celle de l'œil gauche ne permetttait de compter les doigts qu'à 0,75 centimètres seulement.

M. Fieuzal applique une couronne de pointes de feu à l'endroit déjà indiqué ; on panse à l'acide borique l'œil cautérisé, et la malade garde le repos au lit pendant quelques jours.

Le 26 mai, le champ visuel est repris et dénote une amélioration considérable d'accord avec l'ophthalmoscope qui permet de constater un retrait appréciable du décollement.

Le 14 juin, reprise du champ visuel dont l'étendue se conserve, sauf en dedans où elle est de 30° au lieu de 60°.

L'acuité visuelle permet à l'œil droit de distinguer le nombre des doigts à quatre mètres.

Les verres n'améliorent pas la vue d'une façon appréciable.

Oʙs. V. — M. Guibal, manouvrier, âgé de 52 ans, est atteint de scléro-choroïdite postérieure double avec décollement de la rétine à droite. Cet homme est myope.

Il se présente à la Clinique, le 6 mai 1884, et l'examen fonctionnel donne comme résultat pour l'œil droit une vision suffisante pour permettre de compter les doigts à trois mètres.

L'œil gauche permet de compter les doigts à 5 mètres; mais avec un verre concave de 7 dioptries, cet œil arrive au 1/16 de la vision normale.

Il y a 3 mois, sans qu'on puisse invoquer d'effort provocateur, le malade s'est aperçu que son œil droit perdait subitement sa fonction.

Depuis un mois, ce malade accuse de la photopsie dans l'œil

malade. Il se plaint d'étourdissements fréquents; son état général n'est pas des plus satisfaisants.

Le 6 mai, l'examen ophthalmoscopique révèle un vaste décollement de l'œil droit, et son champ est très limité partout.

Ce jour même, M. Fieuzal pratique la cautérisation ignée, de la même façon que plus haut, etc.

Le 19. Le champ visuel s'est très élargi; le malade est le premier à déclarer qu'il trouve beaucoup d'amélioration pour la vision de son œil droit.

A l'ophthalmoscope, le décollement persiste toujours, mais bien amoindri.

Enfin le 27. Le champ visuel, repris encore une fois, a beaucoup augmenté d'étendue en dehors, mais a perdu quelques degrés en dedans.

Le malade part dans son pays; nous ne l'avons pas revu depuis.

Obs. VI. — M. Delorme, cultivateur, âgé de 65 ans, se présente à la Clinique des Quinze-Vingts, l'œil droit complètement perdu, portant les traces d'une irido-choroïdite ancienne avec sclérose de la cornée et atrophie du globe. Il y a cinq ans que la vision est abolie de ce côté.

L'œil gauche est atteint de décollement de la rétine depuis environ dix mois. Le malade n'accuse ni effort, ni traumatisme survenus vers cette époque. Avec cet œil, le malade peut compter les doigts à 0 m. 25 c.

A l'ophthalmoscope, on aperçoit un vaste décollement siégeant à la partie inférieure et sur les deux côtés interne et externe de la rétine.

C'est également le 6 mai 1884, que M. le Dr Fieuzal pratique la cautérisation ignée comme plus haut. La douleur a été très supportable.

Le malade est pansé à l'acide borique et soumis à un repos de dix à quinze jours comme ses prédécesseurs.

Le 19 mai. Le champ visuel s'est étendu en tous sens et la vision est égale à 1/10.

Le 30. Les progrès se maintiennent; l'ophthalmoscope dénote un retrait évident du décollement et le malade quitte la Clinique et s'en retourne dans son pays, heureux de constater que sa vision est améliorée et qu'il aperçoit bien les objets qui l'entourent; mais, un mois après, le 30 juin, il revient à la Clinique, se plaignant d'avoir à peu près perdu tout ce qu'il avait gagné.

En effet, le champ visuel est très restreint, sauf en bas et en dehors.

Cependant, à l'ophthalmoscope, le décollement récent est loin d'égaler le primitif. M. le Dr Fieuzal pratique de nouveau la cautérisation ignée comme d'abord, puis le malade est soumis au repos ; nous n'avons pas encore pu juger du résultat !

Obs. VII. — M. Magnier, employé, âgé de 37 ans, se présente à la Clinique le 5 septembre 1883, atteint de scléro-choroïdite postérieure double, avec plaques d'atrophie et dépôt de pigment au niveau de la macula de l'œil gauche, et décollement de la rétine à droite.

Sa myopie est congénitale.

De l'œil droit, il compte les doigts à 0 m. 20 c., et à 0 m. 50 c. de l'œil gauche.

Les verres concaves n'améliorent pas sensiblement.

Jusqu'au 25 juin 1884, ce malade a été traité avec de l'iodure de potassium, de l'atropine et des ventouses à la tempe.

Le 25 juin, la cautérisation ignée est pratiquée sur l'œil droit ; suivent le pansement boriqué et le repos.

Le 5 juillet, on constate que le malade a très peu gagné comme étendue de champ visuel et que le décollement qui occupait presque toute la rétine, sauf le quart supéro-interne, n'a guère varié d'étendue.

Par les observations précédentes, on peut voir que les résultats immédiats de la méthode sont des plus satisfaisants.

Nous ne chercherons pas trop à approfondir le mode d'action intime des pointes de feu dans le traitement de la maladie dont il est question, à savoir, si elles agissent en activant la circulation dans les tissus sous-jacents par l'inflammation légère qu'elles font naître près d'elles ou si c'est par un tout autre mécanisme, tel qu'une modification profonde dans la vitalité des tissus morbides, que le fer rouge produit ces résultats. Voyons simplement les faits qui parlent si hautement en faveur du procédé nouveau.

Le champ visuel s'élargit considérablement en l'espace de quelques jours, et le décollement diminue, comme on le constate à l'ophthalmoscope.

Je ne parle pas, bien entendu, du dernier cas qui, sans être tout à fait défavorable, n'a pas eu le brillant résultat des autres ; mais les lésions étaient tellement avancées dans l'autre œil qu'elles ne faisaient rien augurer de bon pour celui qui était atteint de décollement.

Voilà pour les résultats immédiats, nous dira-t-on, c'est bien ; mais que deviennent-ils ces cas, si on continue à les suivre pendant un temps plus long ?

Nous pensons que ces succès peuvent se maintenir en tout ou en partie, au moins comme nous avons été à même de le constater chez la jeune fille qui fait le sujet de l'observation n° II, pourvu que, comme elle, les malades s'astreignent au repos, s'abstiennent de tout effort, et, je dirai même, pourvu qu'ils portent pendant quelques semaines un bandeau compressif.

Somme toute, nous croyons que c'est là une excellente méthode ; car il est peu de procédés qui donnent des résultats aussi beaux et aussi rapides dans des cas aussi divers que ceux passés en revue plus haut.

Le temps ne nous a pas permis d'examiner un plus grand nombre de cas.

Il est à croire que la proportion des succès eut été la même.

Ce procédé est tout nouveau et s'annonce déjà

sous de brillants auspices. Nous nous réservons de continuer plus tard une étude si pleine d'intérêt ; mais nous avons tenu dès maintenant à signalér les heureux débuts de cette méthode.

Nous serons bien content si nous avons ainsi réussi à porter l'attention des praticiens sur un point aussi important de la thérapeutique oculaire.

NOTE.

L'instrument dont fait usage M. le Dr Fieuzal se compose :

1° D'une pile Grenet, légèrement modifiée quant à ses parties accessoires ;

2° D'un polyscope de Trouvé ;

3° De deux fils partant du polyscope pour amener le courant, et s'adaptant séparément à l'extrémité d'un manche en bois.

Ce manche est garni d'un bouton qui permet à l'opérateur d'interrompre le courant dans deux petits fils de platine, très rapprochés l'un de l'autre pendant leur trajet, et réunis en anse à leur extrémité qui sert à pratiquer la cautérisation.

CONCLUSIONS.

1° Le fer rouge est un agent de cautérisation peu douloureux pour l'œil dont il modifie la vitalité des membranes, excite les tissus à la réparation, détruisant les éléments septiques provoquant de légères inflammations très salutaires.

2° Aussi, hâte-t-il la guérison des ulcères cornéens devenus atoniques ; dans quelques ulcères serpigineux, il rend autant de services que le procédé de Sœmisch. Enfin, l'ulcus rodens se trouve très bien de son emploi.

3° En l'associant aux toniques (sirop d'iodure de fer et huile de foie de morue, etc.), il réussit bien dans les kératites phlycténulaires dont il abrège la durée souvent fort longue.

4° Il donne des résultats vraiment remarquables dans les deux variétés de staphylôme cornéen pellucide et opaque.

5° Il parvient à conjurer quelquefois la récidive des ptérygions.

6° Si nous en croyons M. Dehenne, certains cas de granulations conjonctivales disparaîtraient assez rapidement sous son influence.

Letellier.   4

7° Tentées ces temps derniers et pratiquées en couronne parallèlement à la cornée et à quelques millimètres d'elle, les pointes de feu paraissent donner quelques résultats heureux dans le décollement de la rétine. Le bénéfice n'est quelquefois pas de longue durée ; mais nous croyons qu'il pourrait se maintenir plus longtemps si le repos était gardé et une compression suffisante appliquée.

8° Le fer rouge demande pour son emploi une main habile et expérimentée.

Paris. — A. PARENT, imp. de la Fac. de médec., A. DAVY, successeur,
52, rue Madame et rue M.-le-Prince, 14.

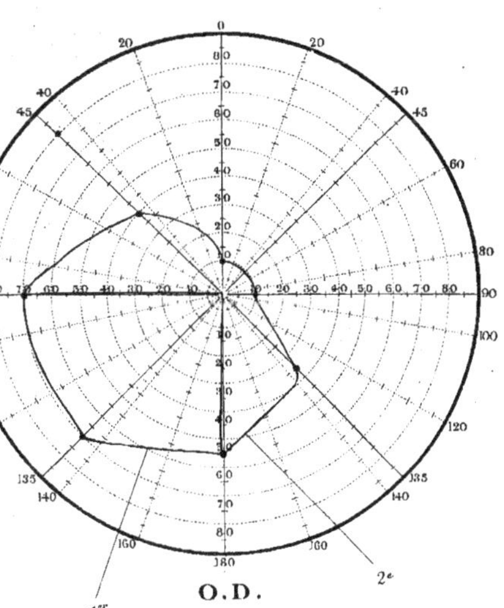

Mr MAGNIER

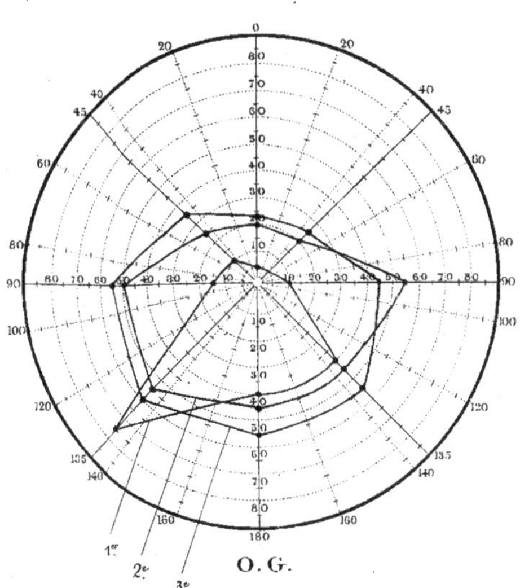

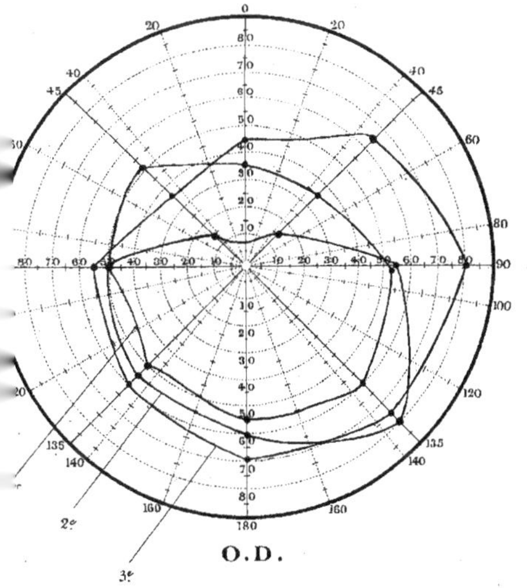

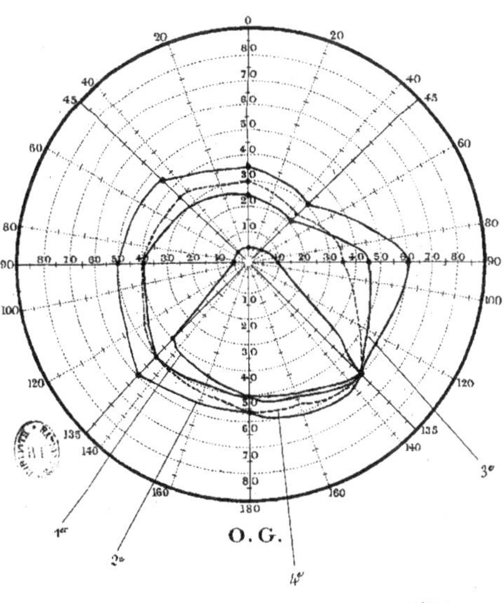

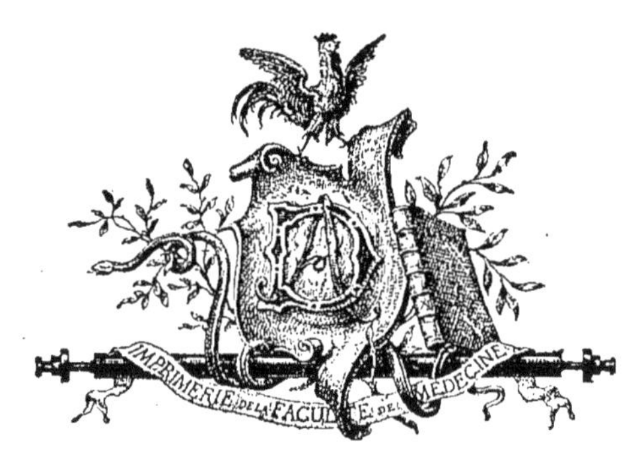
IMPRIMERIE DE LA FACULTÉ DE MÉDECINE